OBSERVATIONS.

ET CONSEILS

D'UN

DOCTEUR EN MÉDECINE

A LA

CLIENTÈLE DES CAMPAGNES

Par le Docteur COLLINOT

AUXERRE,

IMPRIMERIE ET LITHOGRAPHIE DE ALBERT GALLOT

1877

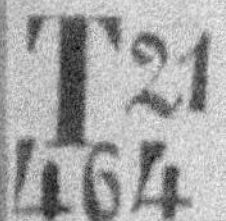

NOTIONS ÉLÉMENTAIRES

ET

REMARQUES GÉNÉRALES

La *Maladie* est un état particulier de l'organisme vivant et caractérisé par la *rupture de l'équilibre* que la nature a établi dans les fonctions dévolues à chaque organe et à chaque appareil de l'économie, et la *santé* correspond à l'état d'équilibre de ces mêmes fonctions.

Les *causes* de maladie sont infiniment nombreuses et viendraient facilement et rapidement à bout de briser la machine animale s'il n'existait dans l'être vivant un principe et une *force vitale* dont la mission exclusive est de maintenir l'équilibre fonctionnel quand il existe ou de le rétablir quand il est rompu.

De cet antagonisme entre le *principe vital* et les *causes* de maladie il résulte que l'être vivant est le théâtre d'une lutte perpétuelle ayant pour effet de conserver la santé si la force vitale l'emporte, ou d'établir la maladie si la force vitale est insuffisante à dompter la cause morbifique.

Connaître les lois qui président à l'équilibre économique, connaître les *causes* capables de rompre cet équilibre; connaître les *agents* qui peuvent, dans un cas donné, aider le principe vital dans sa lutte; reconnaître les *effets* qui résultent de l'emploi de ces agents et savoir les administrer en temps opportun, aux doses nécessaires et sous la forme la plus efficace pour doubler la force de résistance du principe vital, voilà en quoi consiste *l'art de guérir.*

Conséquences.

De ces simples observations découlent déjà plusieurs conséquences qui seront les conseils essentiels et principaux que tout malade doit suivre.

1° Il faut s'opposer dès le début à la marche des maladies.

Que dirait-on d'un général d'armée qui laisserait l'ennemi s'emparer successivement de toutes les positions favorables, avant de réunir toutes ses forces, et d'appeler ses alliés à son secours?

Il courrait grand risque d'être battu, et battu par sa faute. On le blâmerait plus qu'on ne le plaindrait.

Et puisque le médecin est le seul auxiliaire éclairé qui puisse connaître la position exacte de l'ennemi à combattre il est naturel de l'appeler aussitôt que le mal se montre.

2° Il faut donc que le médecin assiste aux premières évolutions du mal et y apporte promptement remède.

3º Il faut suivre *ponctuellement* et *aveuglement* les prescriptions formulées ; car, du moment que vous chargez l'homme de l'art d'une responsabilité, il faut lui donner la plus complète latitude pour lutter comme il le jugera nécessaire. Il ne faut pas que jamais le médecin puisse jeter sur le *mauvais vouloir* ou *l'incurie* de son malade, la responsabilité d'une catastrophe, ou même d'une prolongation inattendue de sa maladie.

4º Enfin les *agents* que le médecin veut employer c'est-à-dire les *remèdes* qu'il prescrit doivent être scrupuleusement préparés, ce qui entraîne pour le malade l'obligation de choisir un pharmacien consciencieux.

Je traiterai plus tard cette question très-importante du choix d'un pharmacien mais aujourd'hui, je me contenterai de ce qui concerne exclusivement le médecin.

5º Les remèdes dits de bonne femme qui ont l'inconvénient (et c'est le moindre) de faire perdre un temps précieux ne doivent pas être employés.

Du choix d'un médecin.

Qualités intellectuelles.

Le médecin a reçu de l'Etat, après qu'il a subi ses divers examens, le privilége d'exercer l'art de guérir les maladies.

Mais le titre de *médecin* s'applique à deux espèces très-distinctes, et *même trop profondément* distinctes d'hommes, et je crois devoir mettre le public en garde contre la grave erreur qui confond le Docteur avec le simple Officier de santé.

Un coup d'œil jeté sur le tableau ci-dessous, fera sentir immédiatement la distance qui sépare l'un de l'autre.

Un Docteur est muni :	Un Officier de santé :
1° Du diplôme de bachelier ès-lettres (9 ans d'études) ;	Certificat de grammaire en sortant de la classe de quatrième (4 ans).
2° Du diplôme de bachelier ès-sciences (restreint), 1 an ; (10 ans d'études préparatoires).	
3° 16 inscriptions à une Faculté ;	12 inscriptions à une Faculté ou à une école secondaire.
4° 3 examens dits de fin d'année ;	2 examens dits de fin d'année.
5° 5 examens de doctorat ;	3 examens dits d'officiat.
6° Une thèse.	Pas de thèse.

Pour obtenir le grade de Docteur on est donc tenu de faire 6 ans d'études médicales au moins.

Pour obtenir le grade d'officier de santé on n'en fait que 3 1/2.

Je parle dans les deux cas d'élèves studieux, et je regarde comme une honte de passer 12 ou 15 ans à chercher ces titres.

En somme, pour le docteur il faut 16 ans d'études; pour l'officier de santé, 8 1/2.

De ce simple tableau, on peut facilement déduire la valeur relative des docteurs en médecine et des officiers de santé, et quand il faut sans préjugé faire son choix entre deux médecins munis de titres si différents, l'hésitation n'est pas possible pour toute personne bien informée et qui ne veut tenir compte que de la capacité scientifique.

Du reste, Dalloz, avec sa grande autorité, écrit: « *Les officiers de santé sont des médecins d'un ordre inférieur et desquels on exige des études moins complètes. Des réclamations ont souvent été élevées contre l'institution des officiers de santé et l'on a demandé qu'il n'y eut plus qu'un seul diplôme, celui de Docteur en médecine.* »

Et c'est à cause de cette infériorité de l'officier de santé que la loi les a subordonnés aux docteurs et a réduit leurs prérogatives.

Mais, dira-t-on, pourquoi ne pas, en effet, supprimer ce titre d'officier de santé et ne faire que des docteurs ?

Parce que certaines localités trop pauvres ou trop disséminées pour faire vivre un docteur, dont les longues études ont coûté fort cher, seraient privées de médecin si on ne facilitait la création des officiers de santé, dont les études élémentaires suffisent dans beaucoup de cas ou permettent au moins d'attendre l'arrivée d'un docteur.

Pour les familles qui ne sauraient pas juger un médecin, le meilleur moyen de ne pas se tromper dans son choix consiste à prendre de préférence le médecin qu'appellent les personnes instruites, les bourgeois. D'après la clientèle, on peut juger de la qualité du médecin.

Qualités morales.

Mais ne faut-il tenir compte que de la valeur scientifique d'un médecin ?

Non pas, car deux docteurs en médecine peuvent et doivent être jugés très-différemment d'après leurs habitudes personnelles et les qualités ou les défauts de leurs caractères.

Un médecin doit être *honnête*, et par ce mot j'entends qu'il ne doit jamais faire de *charlatanisme* (et le charlatanisme est la plaie du corps médical). Certes, dans notre profession, rien de plus aisé que d'exploiter la terreur des familles ou des malades pour multiplier sans nécessité ses visites. Dans ce cas, on ne soigne pas son malade, on soigne sa bourse ; on n'est pas *honnête*.

Si un médecin est honnête, il ne refusera jamais le *contrôle d'un confrère*, car, fort de sa conscience, il ne craindra pas le blâme et fort de sa capacité médicale, il ne craindra pas la discussion. Défiez-vous donc des médecins qui repoussent toutes les propositions de consultation avec un ou plusieurs autres confrères.

Le caractère brusque ou mielleux du médecin ne doit pas être d'un trop grand poids dans l'estime du public, car sous une apparence de rudesse se cache souvent une franchise à toute épreuve, tandis que les allures flatteuses et toujours complimenteuses dissimulent assez souvent une belle ignorance.

La *franchise* est une qualité notable. Elle a pour effet de tenir le malade ou au moins sa famille au courant des craintes vraies ou des espérances du médecin.

Mais parmi les défauts il en est un qui doit faire délaisser complétement l'homme *même le plus instruit*, je veux dire *l'ivrognerie*.

Un médecin doit toujours avoir la plus grande lucidité d'esprit; une erreur ou une négligence près d'un malade peut coûter cher, et un ivrogne, même à jeun (ce qu'on ne peut pas toujours reconnaître), ne possède pas ses qualités intellectuelles dans leur plénitude.

Il faut enfin qu'un médecin soit *dévoué* à ses malades, même jusqu'à les violenter dans leur intérêt. La question d'honoraires ne doit jamais l'empêcher de visiter un malade ; je dirai même qu'il doit se prodiguer plutôt pour les pauvres que pour les riches.

On doit regarder comme suspects les médecins qui, dans l'espoir de s'attacher un parti tout entier, se jettent dans la politique et se font les porte-drapeau de ce parti.

Quant à ces gens coupables qui, sous prétexte de *consulter* les urines, de soigner d'après les révélations d'un somnambule, de guérir avec des remèdes secrets que personne n'a pu expérimenter, etc., etc., extorquent aux ignorants l'argent qui devrait être utilement employé, il faut les flétrir en passant ; ce ne sont pas des médecins, ce sont des voleurs, et ils rentrent dans la catégorie des charlatans.

Résumé.

Sitôt que vous êtes malade appelez votre médecin.

Défiez-vous des remèdes dits de bonne femme. Ils font perdre du temps.

Ne croyez guère aux conseils des amis qui disent avoir eu *votre maladie*, car ils peuvent se tromper.

Donnez votre confiance au médecin de votre choix, car il faut lui obéir aveuglément.

Un médecin ne doit pas se faire l'âme d'un parti politique, car il se doit aussi bien aux monarchistes qu'aux républicains.

Choisissez un docteur en médecine de préférence à un officier de santé.

Les études pour le Doctorat sont beaucoup plus complètes que celles de l'officiat, (16 ans d'un côté, 8 ans 1/2 de l'autre).

Ne consultez jamais un ivrogne ou un charlatan.

Faites choix d'un pharmacien consciencieux et dont on n'aura jamais à se plaindre.

Auxerre. — Imprimerie Albert GALLOT.